LES EAUX

LES ÉGOUTS

ET

LES FOSSES D'AISANCES

Dans leurs rapports avec les Épidémies

PAR

H^te DUROSELLE

AMIENS

IMPRIMERIE & LITHOGRAPHIE DE T. JEUNET

47, Rue des Capucins, 47

1867

A MONSIEUR CORNUAU,

PRÉFET DE LA SOMME,

Président du Conseil d'Hygiène publique et de Salubrité.

MONSIEUR LE PRÉFET,

En écrivant cette brochure, j'ai bien souvent pensé à votre dévouement & à celui de Madame CORNUAU pendant que le choléra décimait notre bonne ville d'Amiens.

Il est donc naturel que je vous dédie un travail qui tend à faire disparaître, ou du moins à atténuer grandement toutes les épidémies.

Agréez, Monsieur le Préfet, l'assurance de ma considération la plus distinguée.

H[te] DUROSELLE.

LES EAUX

LES ÉGOUTS ET LES FOSSES

D'AISANCES

Dans leurs rapports avec les Épidémies

Caveant Consules.

« Fournir en abondance de l'eau salubre aux diverses parties d'une grande ville et l'y distribuer avec régularité, est un si inappréciable bienfait, que les travaux accomplis dans ce dessein, comptent parmi les actes considérables des souverains les plus glorieux, et tiennent une place durable dans la mémoire des hommes. »

C'est ainsi que s'exprimait M. Haussmann, l'administrateur le plus éminent qui ait été à la tête de l'édilité parisienne, dans le savant rapport qu'il a adressé au conseil municipal de Paris.

Mais si l'on donne beaucoup d'eau à une ville, il faut des égouts, autrement les ruisseaux deviendraient de petites rivières, car l'eau employée dans chaque maison doit avoir un écoulement ; puis quand on aura de l'eau et des égouts, on devra s'occuper des fosses d'aisances d'abord par mesure de salubrité et par cette autre considération, que chaque habitant trouvera dans le produit de sa fosse d'aisances de quoi couvrir les dépenses occasionnées par l'eau et les égouts.

Ce qui précède explique le titre que j'ai donné à mon Etude, qui sera divisée en trois parties : 1° les Eaux , 2° les Egouts; 3° les Fosses d'aisances.

Mais, avant d'entrer en matière, je crois devoir faire connaître les circonstances qui ont porté, il y a quelques années, mon attention sur ce sujet.

L'idée de joindre les eaux aux égouts et d'y faire tomber les fosses d'aisances me vint en 1854 ; j'en fis à cette époque un exposé très-succinct que M. Conneau, médecin de l'Empereur, voulut bien soumettre à Sa Majesté pendant qu'elle était à Dieppe. La pensée était bonne, car l'Empereur expédiait, le même jour, mon travail à M. Haussmann, qui le livrait immédiatement à l'étude.

En mars 1855, M. le ministre des travaux publics mettait, à la disposition de la ville de Paris, M. l'ingénieur en chef Belgrand, et deux ingénieurs expérimentés, MM. Rozat de Mandres et Collignon, pour s'occuper de ce projet.

Ces ingénieurs s'adjoignirent tous les hommes de science ou de talent qui pouvaient les aider à l'accomplissement d'une tâche aussi ardue ; ce concours a produit l'œuvre admirable soumise par M. Haussmann au conseil municipal de Paris, œuvre qui à elle seule suffirait pour l'immortaliser.

Les immenses travaux nés de cette pensée sont en cours d'exécution. Lorsqu'ils seront terminés, Paris, la capitale de la France, sera la ville du monde la mieux dotée sous le rapport des égouts et de la salubrité des fosses d'aisances, et la seconde au point de vue de la distribution des eaux.

En même temps elle deviendra la plus saine parce que, comme je le démontrerai, la salubrité d'une grande ville ne peut être obtenue qu'au moyen de grandes masses d'eau, qui par leur courant permanent lavent les égouts et assainissent les fosses d'aisances, dont les matières peuvent pénétrer dans le sous-sol.

J'emprunterai beaucoup au rapport de M. Haussmann, mais je le ferai d'autant plus volontiers que son travail est public, que le Gouvernement désire que les moyens de salubrité employés à Paris le soient dans toutes les villes de province, et qu'enfin, créateur de l'idée première, je puis, nouveau Pierre l'Hermite, entreprenant une croisade pacifique pour faire disparaître ces épidémies incessantes qui déciment les populations, m'emparer de tout ce qui peut contribuer à la réussite de ma pensée.

Mais, dira-t-on, pour exécuter ce projet, il faut des sommes énormes ?

La population tout entière répondra pour moi qu'on ne peut acheter trop cher un moyen qui nous préserverait des fléaux de l'insalubrité (1); mais si je parviens à établir que les produits des travaux que je désire voir exécuter à Amiens seront supérieurs à l'intérêt et à l'amortissement de la dépense, il est évident que l'objection disparaît complètement.

Je ne veux rien demander à l'octroi pour l'exécution de mes projets, car je suis l'ennemi d'un impôt que je considère comme vexatoire, coûtant fort cher à recueillir, et arrêtant l'esprit industriel et commercial de la France, à tel point que je n'hésiterais pas à faire le sacrifice de la mise en pratique d'une pensée dont l'application me paraît cependant indispensable, s'il fallait, pour l'exécuter, avoir recours à un genre de taxe qui tarit les sources de la production.

Un jour, peut-être — et ce jour est bien prochain, — le Gouvernement, qui ne peut tout faire à la fois, s'occupera de cette grosse question, et nous verrons, je l'espère, tomber les barrières de l'octroi à l'entrée de nos villes, comme nous avons vu tomber celles élevées par la douane sur nos frontières.

Les mêmes causes produiront les mêmes effets : le travail et la production du pays, qui ont plus que doublé depuis cinq ans, prendront un nouvel essor, lorsqu'on les aura affranchis de ces entraves intérieures.

Cet exposé m'a paru nécessaire pour bien faire comprendre le but que je veux atteindre ; j'aborde la question des Eaux.

I

LES EAUX.

La plupart des grandes villes sont nées sur le bord d'un fleuve; les premiers habitants puisaient l'eau dans le courant, ceux venus plus tard et plus éloignés du fleuve, creusèrent des puits. Mais avec le temps les déjections

(1) Si aux dépenses de la ville on ajoute celles de chaque particulier, puis l'interruption forcée du commerce et par conséquent l'absence de bénéfices, on trouve un déficit de plusieurs millions.

liquides de la population agglomérée, filtrant à travers le sol, finirent par corrompre l'eau dans ces puits et en rendre l'usage dangereux et même impossible.

Il fallut alors aller au loin chercher l'eau nécessaire à la vie.

On trouve partout, dans le monde ancien, des vestiges d'aqueducs, particulièrement en Egypte, en Palestine et en Grèce.

Mais le peuple romain est de tous les peuples celui qui peut être le plus fier des travaux immenses qu'il a entrepris, non-seulement pour donner de l'eau à satiété aux habitants de la Péninsule, mais encore pour en distribuer en abondance chez les nations qu'il dominait.

Sous les empereurs Nerva et Trajan, neuf dérivations apportaient déjà à Rome une immense quantité d'eau.

Après Trajan, on construisit encore les nouveaux aqueducs appelés *Antonina*, *Severiana*, *Septimiana*, *Alexandrina*, etc., etc. Sous Justinien, enfin, on en comptait quatorze.

Ces aqueducs, construits en maçonnerie, marchaient sous terre, ou en remblai, à travers les montagnes, dédaignant les siphons, dont on connaissait cependant alors la théorie, témoin ceux de Lyon et du mont Pila, et franchissaient les vallées sur des arcades magnifiques, dont la hauteur atteignait parfois 33 mètres.

Les aqueducs conduisant l'eau à Rome, mesuraient ensemble 418 kilomètres, dont 364 en souterrains, 4 1[2 en remblais, et 49 en arcades.

D'après Sextus Julius Frontinus, curateur des eaux sous Trajan, ces fleuves aériens amenaient à Rome 1,488,300 mètres cubes d'eau en 24 heures, soit 1815 litres par habitant, dans l'hypothèse du calcul moyen de la population.

Ces eaux étaient administrées avec des soins vigilants; des amendes, qui s'élevaient parfois à 23,000 fr. de notre monnaie; frappaient les fraudeurs : la propriété de l'eau destinée à l'usage général était proclamée imprescriptible ; des édits déclaraient nuls et non avenus, tout rescrit impérial, toute concession, obtenus par des particuliers, aux dépens du domaine public, sans que la possession la plus longue pût établir prescription contre les droits de la ville.

Notons en passant un fait bien curieux : c'est que Charles VI, en 1392, a fait revivre ces édits.

Tous les souverains pontifes ont tenu à honneur de continuer l'œuvre de leurs prédécesseurs : l'antique *eau vierge* subsiste sous son nom, l'*eau Felice*, due à Sixte V, chemine par les aqueducs *Claudia* et *Marcia ; l'eau Paola*, œuvre du pape Paul V, emprunte une partie de l'ancien aqueduc *Alesietina*. Les dérivations encore existantes aujourd'hui donnent ensemble 180,000 mètres cubes d'eau, soit 1060 litres par tête d'habitant.

Nos capitales modernes ne peuvent prétendre rivaliser en luxe d'eau avec la Rome ancienne ni même avec la moderne.

Paris, qui a la prétention d'être, comme la Rome ancienne, à la tête de la civilisation du monde, n'avait, il y a à peine quelques années, que 110,000 mètres cubes d'eau de qualité médiocre par le canal de l'Ourcque, 20,000 mètres cubes d'eau de Seine par Chaillot, 500 mètres venant de Belleville, 1,000 mètres des sources de Rungis, 900 mètres du puits de Grenelle.

Il en résulte qu'avant l'annexion des faubourgs, le Parisien n'avait journellement que 2 litres 1|2 d'eau de source par tête d'habitant.

Si à ces 130,000 mètres d'eau on ajoute les 100,000 mètres amenés par le canal de dérivation, on trouve que Paris reçoit journellement aujourd'hui 230,000 mètres cubes d'eau, dont 100,000 mètres de première qualité.

La population étant aujourd'hui de 1 million 700,000 habitants, cela donne 135 litres par habitant.

Au Congrès général d'hygiène, qui a été tenu à Bruxelles en 1852, et qui était composé des hommes les plus compétents de toute l'Europe, il a été établi et reconnu : qu'une ville, quelque grande qu'elle puisse être, pourrait être tenue dans un état parfait d'hygiène, si elle recevait par jour 100 litres de *bonne* eau par tête d'habitant.

Je dis de *bonne* eau, car là est toute la question.

Plus vous répandrez dans les cours, dans les rues, dans les égouts, des eaux chargées de matières animales et végétales, plus vous porterez atteinte à la salubrité publique.

Je crois donc devoir examiner ici la qualité de l'eau qu'il faut amener dans une ville.

La meilleure eau peut devenir insalubre, si elle traverse

des terrains tourbeux, si les pluies peuvent, en lavant la terre, y amener des engrais, si dans son cours elle reçoit les résidus de fosses à chanvre, de tannerie et de blanchisseries.

La présence de sulfates terreux en quantité notable, rend l'eau dure, malsaine et de digestion difficile; elle ne cuit pas les légumes, elle ne dissout pas le savon, enfin elle est éminemment incrustante.

Une petite quantité de carbonate de chaux, en dissolution dans l'eau, est favorable à la santé, elle communique à la boisson une saveur agréable, sans nuire à la cuisson des légumes ; mais le carbonate agit sur le savon comme les sulfates, il incruste les conduites d'eau, dont le diamètre diminue chaque jour, jusqu'à ce que l'intérieur du tuyau devienne une pierre solide.

Il importe donc de constater la qualité de l'eau que l'on veut amener dans une ville.

Pour cela on a recours à l'analyse chimique.

Mais l'analyse est une opération très-longue, et surtout très-délicate.

On peut épargner beaucoup de temps et d'argent, en employant l'appareil ingénieux de MM. Boutron et Boudet, nommé *hydrotimètre* (1).

(1) MM. Boutron et Boudet ont fondé leur procédé pratique sur les différentes propriétés de l'eau que je vais retracer succinctement.

L'eau pure dans laquelle on dissout une quantité de savon, s'empare, dès qu'on l'agite, de parcelles d'air, les enveloppe et les conserve à la surface en petites globules accumulées dont la réunion constitue la mousse. C'est un phénomène connu.

Un hecto de savon par mètre cube suffit pour que la mousse se forme et persiste; mais si l'eau contient un sel à base terreuse, le savon est détruit et remplacé par un précipité insoluble.

Tant qu'il reste une parcelle de sel terreux en dissolution, l'eau ne mousse pas; c'est seulement quand toute la chaux que l'eau contenait a été neutralisée, que par l'addition d'un excès de savon, un hecto par mètre cube, l'eau agitée se couronne de mousse persistante.

L'hydrotimètre est composé de deux pièces principales : un flacon gradué, mesurant exactement le volume de l'eau soumise à l'expérience, puis une burette tubulaire aussi graduée, contenant la liqueur savonneuse.

Le volume d'eau étant constamment supposée d'un mètre cube,

Deux points me semblent suffisamment démontrés aujourd'hui par la science : le premier, c'est qu'il faut que l'eau distribuée ne marque que 18 à 20 degrés à l'hydrotimètre, et qu'elle ne contienne aucune matière animale ou végétale.

Le second, c'est que conformément au vœu exprimé par le Congrès hygiénique de Bruxelles, la quantité soit d'environ 100 litres par tête d'habitant, comme à Paris, à Londres, à New-York, à Lyon, au Havre, etc., etc.

Il reste maintenant à examiner les moyens de se procurer de l'eau : aura-t-on recours à la dérivation, à des puits artésiens, ou l'élèvera-t-on à l'aide de machines mues par des cours d'eau ou par la vapeur, et enfin amènera-t-on l'eau à tous les étages des maisons, ou seulement au rez-de-chaussée ?

L'usage et les habitudes de chaque ville doivent indiquer

chaque degré de la burette tubulaire, qui se vide pour l'expérience, indique la neutralisation d'un hecto de savon.

L'analyse est venue confirmer les diverses expériences faites avec l'hydrotimètre.

Les eaux du puits de Grenelle marquent	9	à 11 degrés.
Celles de Seine,	17	à 20
Celles d'Ourcq,	31	
D'Arcueil,	37 50	
Du pré Saint-Gervais,	76	
De Belleville,	155	

Ainsi, un mètre cube d'eau de Belleville, absorberait, avant de pouvoir servir au blanchissage, l'énorme quantité de 15 kilog. 5 hect. de savon.

Il résulte des nombreuses expériences auxquelles M. Belgrand s'est livré sur une grande quantité de cours d'eau, que l'eau qui, au point de départ marque 18 degrés au moins à l'hydrotimètre, ne perd dans sa marche aucune partie des sels calcaires qu'elle contient, que si au contraire l'indication hydrotimétrique de la source dépasse 18 degrés, l'eau abandonne à ses rives, aux canaux, aux conduites qu'elle parcourt, une certaine partie des carbonates de chaux dont elle est chargée au-dessus de cette limite.

Entre 18 et 20 degrés les dépôts sont presque insensibles, au-dessus de 21 ils deviennent considérables, l'incrustation des conduites est rapide et diminue bientôt notablement la capacité intérieure des tuyaux, surtout ceux d'un petit diamètre.

Ces expériences faites avec un grand soin, contrôlées et vérifiées, nous indiquent clairement la marche qu'il faut suivre, lorsqu'il s'agit de procurer de l'eau à une ville ; il faut que les eaux ne marquent pas à l'hydrotimètre plus de 18 à 20 degrés.

le parti qui est le plus convenable d'adopter pour la solution de la dernière des trois questions posées à la fin du précédent alinéa, celle de savoir le point où devra s'élever l'eau dans les habitations.

A Paris, où chaque étage, depuis le premier jusqu'au cinquième, contient un et souvent plusieurs ménages, il fallait inévitablement que l'eau pût atteindre l'étage le plus élevé de chaque maison.

Mais en Province, et à Amiens, où, à peu d'exceptions près, chaque famille occupe une maison, il suffirait d'amener l'eau à la hauteur de tous les rez-de-chaussée, ce qui serait moins coûteux, tout en donnant satisfaction complète aux exigences de la salubrité publique.

Sur la seconde question, relative à l'emploi des machines, la position de notre ville paraît trancher la difficulté ; la force motrice obtenue par l'eau ne coûterait pas cher à Amiens, le débit de la Somme variant peu, on peut compter sur une force à peu près constante ; c'est donc, selon toutes les probabilités, celle qu'il faudrait préférer (1).

Employera-t-on le système des puits artésiens, d'après le conseil d'un ingénieur distingué, M. de Commines de Marsilly ?

Il y a à Paris trois puits artésiens. Celui de Grenelle, qui fonctionne depuis 1841 :

Il a 1,700 pieds de profondeur.

Il est tubé à $0^{m},24$ de diamètre, sa colonne d'eau s'élève d'elle-même à 33 mètres au-dessus du sol de la place de Breteuil.

Il débitait dans le principe 3,500 mètres cubes d'eau par jour.

Cette eau, jusqu'en 1842, déposait dans le réservoir 5 ou 6 mètres cubes de boue noirâtre, indépendamment de celle qui s'arrêtait dans les égouts, et de celle qui, plus mobile, plus divisée, était entraînée par l'eau artésienne jusqu'à la rivière.

(1) Il convient de faire observer que les machines hydrauliques, ou celles mues par la vapeur, doivent être établies en double, et même en triple, pour obtenir un service régulier.

Les accidents qui peuvent subvenir dans le mécanisme, quelque perfectionné qu'il soit, de l'un ou de l'autre système, rendent cette précaution indispensable.

Son débit, surtout depuis que le puits de Passy a jailli, est tombé à 1,600 mètres par 24 heures, et les ingénieurs de la ville de Paris prétendent qu'il ne débite plus que 900 mètres. Il a coûté 310,000 francs, plus le monument qui couvre la colonne d'ascension et d'écoulement.

Le deuxième est le puits de Passy, destiné à alimenter le Bois de Boulogne ; sa profondeur est de 1,747 pieds ; ce puits, aujourd'hui engorgé, a coûté plus de 600,000 *fr.*; il a été tubulé en partie sur 1,00 et en partie sur 0,80 de diamètre ; on travaille à arracher une partie du tubulage qui s'est aplati.

Le troisième puits est celui de la Butte-aux-Cailles ; on est à 642 pieds environ (1).

En général, on ne peut fixer le prix d'un puits foré d'une certaine importance ; il peut être le double et même le triple des prévisions ; il dépend des conditions géodésiques du sol et des accidents qui peuvent se produire.

Il y a aussi des puits forés à Saint-Ouen, à Saint-Denis, à Aubervilliers. Ce dernier ne donne l'eau qu'à un mètre au-dessous du sol.

M. Degoussé en a foré un à Lille dans l'hôpital militaire ; il jaillit à 2 mètres 50, et fournit 85 mètres cubes d'eau en 24 heures.

La plupart des autres puits forés du Nord et du Pas-de-Calais n'arrivent pas à la surface du sol ; ils sont munis d'une pompe élévatoire ; toutes les pompes de la ville d'Arras sont des puits forés dits artésiens.

Il ne faut pas se faire d'illusion, la couche de craie peut être aussi épaisse à Amiens qu'à Paris, c'est-à-dire 400 mètres, et toutes les apparences géologiques font supposer qu'on n'atteindrait pas la couche aquifère jaillissante, à moins de 550 à 600 mètres (2).

Au premier aspect, le système des eaux jaillissantes est bien séduisant ; on creuse le puits au point culminant d'une ville, et l'eau jaillit pour aller se répandre par mille artères divisées.

(1) On a l'intention de le pousser, si possible, jusqu'à 1,000 mètres de profondeur pour obtenir de l'eau à 40 degrés de chaleur.

(2) L'échec éprouvé au Havre prouve que la théorie de la diminution d'épaisseur de la couche de craie en avançant vers la mer est une erreur.

Mais comme elle arrive à une trop haute température, il faut de vastes réservoirs afin de la ramener au degré de calorique où elle doit être écoulée.

Ces réservoirs doivent être couverts, pour mettre obstacle à la croissance des végétaux, pour empêcher le soleil et le froid de la chauffer outre mesure en été, et de la glacer en hiver.

Il y a encore un autre motif qui a fait pencher un instant presque tous les ingénieurs pour le puits artésien : c'est que l'eau, en sortant du puits de Grenelle, ne marque que 9 à 11 degrés à l'hydrotimètre, tandis que celle du canal de dérivation, qui amène les meilleures eaux recueillies dans un rayon de 200 kilomètres autour de Paris, marque 17 à 18 degrés, comme celle de la Seine.

On avait pensé d'abord qu'une fois la couche de craie traversée, on trouverait l'eau toujours aussi bonne que celle produite par les sources sortant de la craie en Champagne.

Mais l'expérience est venue démontrer ce que la théorie n'avait fait que préjuger : c'est que la couche de craie n'est pas toujours isolée des couches tertiaires perméables, et que par conséquent elle peut très-souvent recevoir des eaux altérées par le mélange des substances diverses.

Reste maintenant le système en dérivation.

M. Haussmann, tous les ingénieurs de la ville de Paris, le Conseil général des ponts et chaussées et le Conseil municipal de la ville de Paris tout entier, ont donné la préférence à ce système.

Voici comment s'exprime M. Haussmann :

« Expérience passe science, et l'expérience, d'accord « avec le bon sens, nous enseigne que, pour l'usage d'une « grande ville, le moyen préférable est le moins dispen« dieux, en définitive, c'est la dérivation des sources salu« bres, abondantes et suffisamment élevées, par un aque« duc qui, une fois construit, ne demande pour fonction« ner ni appareil filtrant, ni mécanisme en mouvement, ni « charbon en flamme, ni main-d'œuvre quotidienne, et qui « fournisse à profusion d'excellente eau, toujours claire et « fraîche, portée par son propre poids dans tous les quar« tiers. »

Chacun, sans nul doute, s'empressera d'adopter en théorie une opinion aussi bien motivée, émanant d'hommes aussi compétents, auxquels se sont ralliés tous ceux qui s'occupent d'hygiène et de salubrité publique.

Mais pour mettre cette excellente théorie en pratique, il faut trouver à une certaine distance de la ville, à laquelle on veut donner de l'eau, une source débitant assez pour pourvoir à tous ses besoins, c'est-à-dire 100 litres environ par tête d'habitant.

Il faut que cette source ne marque pas plus de 19 à 20 degrés à l'hydrotimètre.

Il faut enfin qu'elle soit placée à une telle attitude qu'elle puisse laisser arriver ses eaux au point culminant de la cité.

Dans des articles récents, M. J. Mancel a affirmé la possibilité d'alimenter la haute et la basse-ville avec les sources de Saint-Cyr et de Contre. Cette assertion, de la part d'un homme qui possède à fond cette question importante, mérite d'être examinée avec le plus grand soin ; car si l'exactitude rigoureuse en est démontrée, il serait inutile de dépenser une force motrice pour élever les eaux, puisque par leur pente naturelle elles descendraient en abondance dans tous les quartiers.

Le canal de dérivation, qui amène 100,000 mètres cubes d'eau à Paris, revient à 104,700 fr. par kilomètre : on doit doit donc supposer que celui qui amènera 6,000 mètres à Amiens, ne doit pas revenir à plus de 25,000 francs par kilomètre.

Je n'ai pas, plus que M. Mancel, la prétention de proposer un plan ; je pose, comme lui, des jalons qui doivent servir à l'étude de la question.

Qui fera cette étude ?

Le Comité d'hygiène et de salubrité qui existe à Amiens éclairerait non-seulement les questions que je soulève, mais toutes celles qui sont de son ressort; il s'adjoindrait tous les hommes qu'il croirait compétents pour arriver à la prompte réalisation de ce vaste projet.

Son premier soin serait de faire rechercher quelle est la source aux environs d'Amiens, débitant 6,000 mètres cubes d'eau par 24 heures, ne marquant que 17 à 20 degrés à l'hydrotimètre, et pouvant être amenée, autant que possible, à la hauteur du sommet de Guérinville ou de Henriville.

II

LES ÉGOUTS.

La *cloaca maxima*, grand égout de Rome ancienne, qui subsiste encore aujourd'hui, a 5 m. 20 c. de hauteur et 4 m. 20 c. de largeur. C'est le plus vaste égout qui ait été construit avant celui d'Asnières.

Les premiers égouts de Rome furent construits par Tarquin l'Ancien, et continués par ses successeurs pour assainir la vallée du *Velabrum*, située entre le mont Capitolin et le mont Palatin.

La *cloaca maxima*, déversoir commun du réseau, allait du Forum au Tibre. La voûte est à triple rang de voussoirs. Des tasseaux de pierre, destinés probablement à supporter des conduites d'eau pour les fontaines, se remarquent encore d'intervalle à intervalle.

A mesure que Rome grandit, le nombre des égouts se multiplia. 400 ans après Tarquin l'Ancien, il fallut dépenser, pour les restaurer et les nettoyer, mille talents (5,216,000 francs). Aussi les empereurs créèrent-ils un impôt spécial pour cet objet.

Les principaux administrateurs qui veillaient à l'entretien des égouts en même temps qu'au bon état du lit du Tibre, étaient des personnages considérables qui sont nommés dans les inscriptions : *Curatores alvei Tiberis et cloacorum sacræ urbis.*

Agrippa, qui fit construire sous Auguste un grand nombre d'égouts, y avait ménagé des ouvertures pour y verser les eaux de tous les aqueducs ; *il s'embarqua un jour sur les ruisseaux souterrains et descendit par la cloaca maxima jusqu'au Tibre.*

Voici comment s'exprime Pline le Jeune (XXXVI, — 13 et suiv.), au sujet des travaux d'Agrippa :

« Il rassembla les canaux des sept fleuves dont *l'impétuosité, comparable à celle d'un torrent, emporte et nettoie tout ce qui se trouve dans les égouts.*

« Le volume d'eau prodigieux, accru encore des pluies qui y tombent et des débordements du Tibre qui y reflue, bat éternellement les murs de ce canal, sans que le choc d'eau qui s'y heurte sans cesse en ait altéré la solidité et la beauté.

« Le poids des décombres, des édifices en ruines, les maisons qui s'écroulent sous l'effort de l'incendie, les secousses de tremblement de terre, rien depuis 700 ans n'a pu ébranler ces voûtes indestructibles. (LETAROUILLY, — *Edifices de Rome*, 153. ALEXANDRE ADAM, — *Antiquités romaines*, 11,502.)

Toute la théorie des Romains se trouve dans cette citation :

« Leurs égouts étaient *des rivières, sur lesquelles voguait Agrippa, et l'impétuosité du torrent emportait et nettoyait tout ce qui se trouvait dans les égouts.* »

Les nations modernes, en voulant imiter les Romains, ont oublié les torrents d'eau qui nettoyaient sans cesse les égouts, et au lieu de créer un moyen de salubrité, ils ont établi sous toutes leurs rues des dépôts pestilentiels.

Voyons les Anglais, et laissons parler M. Gauttier de Claubry, un de nos compatriotes, qui a fait une étude profonde de l'hygiène publique :

« A Londres, dit-il, les égouts du côté de Surrey sont « très-irréguliers ; on y trouve de fréquents changements « de pente en sens inverse, produisant des accumulations « de dépôt dans les parties creuses.

« Dans Southampton-Street, le dépôt s'épaissit jusqu'à « 84 centimètres, ne laissant que 58 centimètres de vuide « dans l'égout, les lampes s'éteignent et produisent même « des explosions.

« ..... D'abondantes émanations de matières en décom- « position s'élèvent des conduits et répandent une odeur « horrible.

« Quelquefois les larges égouts sont remplis au-dessus du « conduit émergent, et, dans beaucoup de cas, à peu près « jusqu'à la voûte.

« Il arrive souvent que tel écoulement est interrompu, « et que les gaz réunis dans les égouts refluent dans les « rues, au travers des ouvertures destinées au passage des « eaux dans les maisons, de telle sorte qu'à un mille (1 ki- « lomètre 609 mètres) de distance, les habitants en sont « incommodés. *Le même effet se reproduit dans les localités* « *où se trouvent réunies des conditions analogues.* »

Plus loin, M. Gauttier de Claubry déplore l'immense quantité d'excellents engrais complètement perdus par suite du système adopté à Londres.

Ce système, qui a prévalu dans presque toute l'Europe, en produisant partout d'aussi malheureux effets, a conduit tous les hommes amis de l'humanité, et qui s'occupent d'hygiène et de salubrité publique, à se réunir en congrès à Bruxelles en septembre 1852.

On a reconnu en principe que les villes modernes ne pouvaient plus, sans des dépenses impossibles, se procurer des quantités énormes d'eau comme la Rome ancienne (1,815 litres par tête d'habitant) ;

Que cependant il était indispensable d'avoir un cours d'eau continuel dans les égouts, qu'autrement ce système de salubrité deviendrait un foyer de pestilence, décimant continuellement les populations par des épidémies successives.

La quantité d'eau exigée par le large radier horizontal des anciens ne pouvant être obtenue aujourd'hui, on a proposé l'égout ovoïde, tel qu'il venait d'être établi à Croydon, en Angleterre.

Laissons à ce sujet parler de nouveau M. Gauttier de Claubry :

« La forme ovoïde des égouts présente sur la forme « circulaire un avantage provenant de la grande rapidité « des mouvements des liquides, quand il ne s'en trouve « qu'une petite quantité.

« Cette forme se prête d'ailleurs mieux aux conditions « spéciales que doivent remplir les égouts dans un moment « d'orage.

« . ... La plus violente pluie d'orage que l'on connaisse « à Londres, et qui est tombée en 1846, a fourni $0^{m},051$ « dans une heure, ou 169,525 litres par acre ; il a été « prouvé qu'un tube de $0^{m},076$ avec une inclinaison de « 1/120, peut transporter plus que cette proportion.

« ..... Dans un canal ou tuyau d'un grand diamètre, « une pierre, ou toute autre substance, détermine des dé- « pôts qui vont sans cesse en augmentant, tandis qu'avec « un faible diamètre, et par suite une vitesse plus grande « du liquide, cet obstacle sera entraîné, et le dépôt n'au- « rait pas lieu, *le liquide pouvant acquérir une puissance*

« *quatre, cinq ou six fois plus grande que s'il coulait libre-*
« *ment dans les tuyaux.* »

M. Gauttier de Claubry termine par un fait que je dois encore citer :

« Des maladies contagieuses se renouvelant sans cesse, comme à Amiens, décimaient les écoles de Westminster ; on s'aperçut qu'un ancien égout rempli de matières en putréfaction, recevant tous les produits des écoles, se trouvait en communication directe avec elle ; on combla cet égout, on le remplaça par des conduites tubulaires, et, l'expérience de trois années a prouvé que le moyen était efficace, puisque, *malgré le manque d'eau*, les maladies ont disparu. »

Je crois devoir corroborer l'opinion de M. Gauttier de Claubry par celle de lord Ebrington, l'un des membres les plus distingués du Comité sanitaire de Londres :

« L'expérience a montré les résultats fâcheux que les
« gaz pestilentiels qui se dégagent des matières séjour-
« nant dans les égouts ont sur la vie humaine. Par le
« nouveau système (l'égout ovoïde), on les enlève avant
« leur fermentation et leur putréfaction, on les empêche
« de produire les fièvres et les maladies qui affligent l'hu-
« manité »

M. Spring, membre du même Comité ajoute : « L'assai-
« nissement de ces égouts n'exige pas de ventilation spé-
« ciale, *puisque les matières sont entraînées hors des villes,*
« *immédiatement, avant que les gaz produits par la fermen-*
« *tation aient pu se développer.* »

Il ressort évidemment de ces citations que les égouts sont indispensables à une ville : d'abord pour l'écoulement de la quantité d'eau employée par la population, ensuite pour absorber le produit des orages, qui sans cela inondent les rues et arrêtent la circulation.

Au point de vue sanitaire, ils ont encore un emploi au moins aussi important : c'est de recevoir directement les eaux ménagères de chaque maison sans l'intermédiaire des ruisseaux. Il est donc indispensable qu'un conduit souterrain, partant de chaque habitation, se rende directement dans l'égout, autrement les eaux ménagères, chargées de matières grasses et végétales éminemment putrescibles, se promènent dans les ruisseaux. L'eau tendant continuellement à se purifier, dépose dans les interstices des pavés les matières dont elles sont chargées. Ces matières fermentent, puis elles se putréfient ; de là les miasmes pestilentiels qui s'échappent des ruisseaux les mieux entretenus.

Chaque maison devrait donc avoir un conduit portant à l'égout toutes les eaux ménagères et autres de chaque maison (1).

L'installation de ce conduit sera une dépense pour chaque famille ; mais qu'on calcule ce que coûte chaque épidémie, et l'on reconnaîtra qu'on aura bientôt recouvré cet argent.

Il faut bien se pénétrer de cette vérité : c'est que pour arriver à un état complet de salubrité, il faut que les ruisseaux d'une ville ne servent qu'à l'eau des bornes-fontaines ou de la pluie ; il faut qu'il ne s'y forme aucun gaz méphitique, et qu'ils soient sans odeur comme les égouts.

La coupe de l'égout ovoïde, comme l'indique ce mot, est celle d'un œuf ; c'est un tube ovale, dont la partie inférieure, un peu resserrée, forme la cuvette. Sa construction est beaucoup plus économique que celle des égouts à radier plat.

Comme le prouve M. Gauttier de Claubry, les eaux y marchant, 4, 5 ou 6 fois plus rapidement que dans un égout ordinaire, il peut être beaucoup plus petit.

Pourvu qu'un homme puisse s'y glisser, c'est tout ce qu'il faut, puisque nous avons démontré qu'un tube de $0^{m},076$ suffit à l'écoulement de 170 mètres d'eau tombés en une heure sur 40 ares de terrain.

Les égouts de Rome existent depuis 2,500 ans, ceux ovoïdes, quoique construits très-économiquement, pourront durer aussi longtemps, par la raison que leur forme pré-

(1) Le conduit devrait être en terre cuite, de 15 centimètres de diamètre au moins, verni à l'intérieur, garni d'une grille en fonte, à mailles suffisantes pour laisser couler l'eau librement, mais assez serrées pour que les objets pouvant obstruer le passage ne puissent y pénétrer et que ce canal souterrain ne serve pas de chemin aux rats, hôtes habituels des égouts.

A Londres, ces conduites en briques et mortier ont été en partie détruites par les rats, qui ne peuvent attaquer le tube quand il est verni à l'intérieur. Au point de vue de la salubrité de chaque maison, le tube, la mettant en communication avec l'égout, est d'une importance capitale.

sente une voûte de tous les côtés, qu'une pression même très-forte ne peut les ébranler ; et à moins d'un obstacle, tel qu'une grosse pierre, ou autre objet d'un grand poids, l'écoulement y sera constant, même avec une petite quantité d'eau, parce que leur disposition ne permet pas aux liquides d'y séjourner.

Qui paiera ces égouts ?

Je trouve une réponse péremptoire à cette question dans un excellent article sur les égouts de M. J. Mancel : « La loi de septembre 1807 pose en principe *: Que celui qui profite d'un travail doit contribuer à sa dépense dans la mesure de l'avantage qu'il en retire.*

Qui profitera des égouts ? Les propriétaires riverains, dont les maisons seront assainies ! N'est-ce donc pas à eux à les payer ?

Mais cette dépense sera considérable ?

Je ne le crois pas, d'abord parce que l'égout ovoïde, facile à construire dans les meilleures conditions de solidité, sera adjugé à un prix beaucoup au-dessous de l'égout ordinaire, et qu'il devra être payé par les deux propriétaires qui se font face dans chaque rue.

J'entends continuellement proposer à Amiens des projets d'embellissement ou d'amélioration ; chacun, pour ainsi dire, a le sien, mais on voudrait toutes ces bonnes et belles choses sans les payer. On oublie que l'amélioration exige forcément la contribution : l'une ne peut exister sans l'autre.

M. Haussmann me paraît avoir tranché la question qui m'occupe, d'une manière excessivement équitable : son opinion, partagée par tout le Conseil municipal de Paris, n'a soulevé aucune réclamation de la part de la population parisienne.

Selon lui, il y a lieu de faire deux parts des travaux d'égout : d'abord ceux qu'exige l'intérêt municipal, tels que les grandes voies ou égouts collecteurs, puis ceux qui seront construits dans l'intérêt exclusivement privé des riverains. Les premiers doivent être payés par la caisse municipale, et les seconds par ceux au profit desquels ils sont construits.

Cette solution, je le répète, me paraît tout-à-fait équitable ; mais j'espère démontrer dans la suite de ce travail qu'on pourrait, par la vente de l'eau, trouver l'intérêt et l'amortissement des égouts et par conséquent ne grever ni la ville ni les particuliers.

Je terminerai ce qui concerne les égouts, en réfutant quelques idées qui ont cours et qui contribuent à propager des erreurs.

On s'imagine à tort que les égouts qui existent actuellement à Amiens ne pourront être utilisés et que dans un travail général tel que je le propose, ils devront être abandonnés. Il suffira, pour les joindre au réseau général, de rendre, avec le béton et le ciment de Portland, leur base ovoïde.

Sans doute, ils ont coûté plus cher, ils dureront moins longtemps, et ils ne débiteront pas l'eau, surtout dans les orages, avec autant de rapidité que l'égout construit primitivement dans la forme ovoïde, mais ils pourront durer plusieurs siècles et ils seront aussi salubres que les autres.

Certaines personnes, qui n'ont pas approfondi la question, ont proposé de clore les bouches d'égout par une fermeture hydraulique et par divers autres moyens.

Cela est inutile, puisque l'air des égouts sera aussi sain que tout autre ; n'oublions pas que l'eau y circulera sans cesse, et que les cours d'eau assainissent les pays les plus malsains.

M. J. Mancel l'a démontré d'une manière péremptoire à Boves : cette commune, une des plus insalubres du département, est devenue une des plus saines à la suite des travaux qui ont assuré le facile écoulement des eaux.

III

LES FOSSES D'AISANCES.

Avant tout il est indispensable d'éclairer les populations sur l'usage barbare qu'elles ont depuis des siècles de se servir de l'eau des puits, soit pour laver les maisons, les cours et les ruisseaux des rues, soit trop souvent pour la cuisson de leur nourriture ou pour boisson.

Comme nous l'avons dit, les villes et particulièrement

Amiens se sont fondées le long du fleuve ; peu à peu on s'en est éloigné en gagnant vers les hauteurs, on a creusé des puits et des fosses d'aisances ; dans le principe, l'eau filtrant à travers la craie était bonne, mais les fosses n'étant pas étanches, leur produit liquide a filtré à travers les briques trop souvent mal jointes (1).

Si ce produit a rencontré un sol perméable, c'est-à-dire la craie, il a filtré à travers, jusqu'à la couche aquifère, c'est-à-dire jusqu'aux puits. S'il a rencontré une couche imperméable, il a glissé le long de cette couche jusqu'à ce qu'il ait trouvé une sortie ; cette sortie, c'est le puits qui existe presque dans chaque maison. Ainsi, à fort peu d'exceptions près, tout le produit liquide des fosses d'aisances se rend dans les puits, réceptacles qui leur ont été créés par la main des hommes.

Veut-on connaître le mélange immonde qui compose l'eau des puits de la ville d'Amiens ? Qu'on l'analyse !

On trouvera d'abord des nitrates. — D'où proviennent-ils ? — Puisque le sol n'en contient pas, et qu'on n'en rencontre aucune trace dans les puits percés sur les hauteurs environnantes d'Amiens, ils sont évidemment un produit constant des fosses d'aisances.

On trouvera des matières animales et végétales en si grande quantité que parfois on les distingue à l'œil nu. Ce n'est pas notre sol crayeux qui les a produites, puisqu'on n'en trouve jamais dans les sols de cette nature. Reconnaissons encore qu'elles proviennent des fosses d'aisances, dont elles se sont échappées avec les liquides.

Je passe sous silence l'emploi qu'on peut faire de cette eau dans l'intérieur des maisons ; heureusement que souvent elle est employée avant que la chaleur nécessaire ait amené la fermentation, puis la putréfaction, enfin les gaz méphitiques si malfaisants et si meurtriers pour l'homme et les animaux.

Mais c'est lorsqu'on s'en sert pour l'arrosage des rues, dans le temps de sécheresse et de grandes chaleurs, qu'elle

(1) On sait qu'à Amiens on a la déplorable habitude de construire les latrines en moellons hourdis avec du mortier de cendrette, à travers lesquels on laisse à dessein des interstices pour faciliter la déperdition des eaux vannes.

produit les effets les plus désastreux. La chaleur et le soleil décomposent rapidement les matières qu'elles contiennent, de sorte qu'un moyen généralement employé pour l'assainissement des rues crée souvent, et aggrave toujours les épidémies.

Les puits des grandes villes anciennes donnent le même résultat ; l'eau de tous les puits de Paris est saumâtre, il est impossible de la boire.

Si on est bien convaincu des faits que j'avance, et il est facile de s'en convaincre en analysant l'eau des puits, l'Administration municipale doit immédiatement appliquer le remède comme on l'a fait il y a vingt ans à Paris, et comme on le fait depuis cinq ans dans les faubourgs annexés : exiger que toutes les fosses d'aisances forment vase complètement clos, et qu'il ne se puisse échapper aucun atome des matières qu'elles contiennent (1).

Je ne prétends pas que les puits seront immédiatement assainis ; il faudra même un temps très-long pour que les quantités énormes de nitrates et de matières échappées des fosses, qui ont envahi toute la tranche de terre jusqu'à la couche aquifère, parviennent à s'écouler ou à être neutralisées ; mais comme ils ne pourront ni fermenter ni se putréfier, ils n'offriront aucun danger.

D'après mon système rigoureusement appliqué, chaque propriétaire aurait à sa disposition le produit des matières fécales de tous les habitants de la maison.

Dans un article spécial qui fera suite à cette étude, je traiterai la question des engrais provenant des fosses ; je me borne à énoncer maintenant que le produit de ces fosses suffirait à payer :

1° La concession d'eau ;

2° L'intérêt et l'amortissement du conduit menant les eaux ménagères et autres de la maison à l'égout ;

3° La désinfection de la fosse.

(1) La dépense sera insignifiante pour chaque maison ; il suffira de nettoyer à fond les parois de la fosse et de les couvrir d'un enduit de 2 centimètres 1/2 d'un mortier composé de 2/3 de sable et d'un tiers de ciment de Portland. Cet enduit ne revient pas à plus de 1 fr. 25 c. le mètre courant, de sorte que la dépense pour chaque fosse sera de 20 à 25 fr.

Il me reste maintenant à examiner les moyens à employer pour mettre tout le projet à exécution sans toucher aux ressources de la ville, c'est-à-dire sans avoir recours à l'octroi.

Voies et Moyens.

Pour amener à Amiens 6,000 mètres cubes d'eau pure à la hauteur du rez-de-chaussée de toutes les maisons,

Pour mettre cette eau à la disposition de tous, par une canalisation générale,

Pour établir un système complet d'égouts,

Il faut de l'argent et beaucoup d'argent.

Combien faut-il ? Je ne puis le préciser ; l'étude seule du projet peut donner un chiffre à peu près certain. Mais ce que je puis garantir, c'est qu'en réalisant le projet, on trouvera un revenu suffisant pour couvrir largement l'intérêt et l'amortissement de la dépense.

La ville aura à sa disposition 6,000 mètres cubes d'eau.

Admettant qu'elle en vende 3,000, il lui en restera autant pour les bornes-fontaines, les fontaines monumentales et le lavage des égouts.

Quel sera le prix ?

Afin d'arriver à une grande recette, je proposerais de tarifer l'eau à un prix tellement bas, qu'elle reviendrait à tous bien meilleur marché que si on la faisait tirer de son puits, ou si on la tirait soi-même. Je la vendrais 25 centimes le mètre cube.

Les concessions ne seraient pas au-dessous de 100 litres par jour, ce qui ferait une dépense de 2 1|2 centimes par jour, de 75 centimes par mois, fr. : 9 par an. 100 litres font 10 seaux ; il y a peu de familles de 5 ou 6 personnes qui emploient journellement plus que cette quantité, même toute cette quantité.

Je n'ai pas besoin de faire observer que 10 seaux d'eau pour 2 1|2 centimes reviendront à bien meilleur compte que si on les tirait soi-même de son puits, car le temps c'est de l'argent.

Supposons que le chiffre soit fixé à 25 centimes le mètre, et qu'on vende 3,000 mètres par jour, ce sera un revenu de fr. ; 273,750 par an, de quoi couvrir l'intérêt et l'amortissement de 4 millions 500,000 francs.

Admettant maintenant qu'on ne vende que 2,000 mètres par jour, le revenu annuel sera de fr. 182,500, de quoi couvrir l'intérêt et l'amortissement de 3 millions.

Si enfin on ne débitait que 1,000 mètres cubes d'eau, le revenu annuel serait de fr. 91,250, de quoi payer l'intérêt et l'amortissement de fr. : 1,500,000.

Mais vous ne connaissez pas Amiens, me dira-t-on ; vous parlez d'une vente de 1,000 mètres cubes d'eau par jour, soit 100,000 litres ; mais vous ne connaissez pas les Picards, ils n'ont plus comme leurs aïeux la clef dans la poche, mais ils sont toujours aussi fidèles à leurs habitudes ; vous leur donneriez de bonne eau pour rien, qu'ils préféreront acheter la leur, car se livrer à un travail c'est payer.

C'est avec de telles réflexions qu'on arrête le progrès.

Raisonnons un peu :

Il y a à Amiens 60,000 âmes qui doivent représenter 12,000 familles ; à 100 litres par famille, cela ferait 1,200 mètres cubes par jour ; il faut y ajouter les maisons où il y a des chevaux et des voitures, les propriétaires de jardins, les hôtels, enfin tous les corps de métier auxquels l'eau est indispensable et qui ne peuvent la tirer à raison de 25 centimes le mètre cube.

Allons plus loin, et admettons qu'une partie de la population repousse cette immense amélioration qui doit assainir la ville ; n'y aurait-il pas moyen de la lui imposer ?

Nécessité fait loi.

Voyons ce que dit M. Haussmann à ce sujet :

« Sans doute, dans plusieurs pays d'Europe dont les « habitants se tiennent pour fort libres, l'abonnement « public aux eaux est obligatoire ; en France, si on con- « traignait les propriétaires de maisons à ne se servir et à « ne donner à leurs locataires que de bonne eau, si grand « que fût le bienfait, la loi serait probablement jugée « vexatoire et tyrannique.

« Nous aimons le progrès, mais à notre manière ; nous « sommes très-ardents en paroles, très-calmes dans les « actes.

« ..... Mais n'y aurait-il pas moyen d'arriver au but, en « créant une taxe municipale égale à la quantité d'eau

« livrée à chacun, et perçue dans la même forme que les « impôts directs, ayant une certaine analogie avec l'impôt « des portes et fenêtres ? »

Si on adoptait ce système, la taxe de chaque famille pour 100 litres d'eau serait, comme nous l'avons dit plus haut, de 2 centimes 1/2 par jour, 75 centimes par mois, 9 fr. par an.

Ceux qui, par leur position, leur fortune et leurs besoins, prendraient plus de 100 litres par jour, paieraient en proportion jusqu'à 1 mètre cube. Au-dessus, le tarif pourrait, surtout aux corps d'état, tels que brasseurs et autres, diminuer encore le prix, afin d'arriver à la plus large distribution possible.

On arriverait ainsi certainement à un revenu de 120,000 francs par an ; ce qui permettrait de dépenser deux millions pour l'achat d'une source, la dérivation, la canalisation générale et la construction de tous les égouts.

Cet impôt, qui permettrait d'assainir pour toujours la ville d'Amiens, ne serait pas une charge pour les habitants, puisqu'on leur donnerait l'eau au-dessous du prix auquel ils peuvent se la procurer. Il frapperait également tous les habitants, ceux du dehors comme ceux du dedans, et il ne coûterait pas plus de 1/2 à 1 0/0 à recueillir. Tandis que l'octroi, qui pèse inégalement, coûte près de 10 0/0.

Une dernière considération doit tout dominer aujourd'hui : il s'agit du salut public, il s'agit de la vie de milliers de nos concitoyens, il s'agit de sauver Amiens.

Ecrions-nous, comme les anciens Romains : *Caveant Consules !*

IV

ENGRAIS.

Nous avons dit, dans le précédent article, qu'on pouvait tirer un parti avantageux des fosses d'aisances. Nous allons le prouver :

Les matières fécales d'un individu s'élèvent par jour à 750 grammes, soit 275 kil. par an.

Une famille de cinq personnes produirait donc environ 1,500 kil. par an.

Un fermier qui traiterait pour l'enlèvement de ces matières à raison de 10 fr. par 1,000 kil., ferait une fortune rapide en quelques années.

En voici la preuve :

100 parties d'excréments	
de vache contiennent	4,10 d'azote.
de porc —	5,70 —
de cheval —	7,40 —
de mouton —	9,10 —
d'homme —	13,30 —

Pour entretenir un hectare de terre en bon état de culture, il faut 45,000 kilog. de *bon* fumier tous les trois ans.

Un fermier cultivant 40 hectares doit donc produire annuellement 600,000 kilog. de fumier.

Comme une bête à cornes donne au plus 10,000 kilog. de fumier par an, il faudrait donc pour 40 hectares, 60 bêtes à cornes ou chevaux, ou un nombre équivalent de moutons.

Un fermier, dans ces conditions, en a rarement le quart, et plus souvent il n'en a pas plus du dixième.

Aussi récoltons-nous 14 hectolitres de blé par hectare en moyenne, qui reviennent à 17 ou 18 fr. l'hectolitre, et qui produisent, au prix du jour, 350 fr. par hectare; tandis que si nous pouvions donner une fumure complète, nous récolterions 36 hectolitres qui donneraient 900 fr.

Nous tournons sans cesse dans un cercle vicieux ; nous savons tous que pour récolter il faut beaucoup d'engrais, que pour avoir beaucoup d'engrais, il faut beaucoup de bestiaux, et nous n'en avons presque pas ; car comme l'a démontré le tableau ci-dessus, il ne faut guère compter sur le fumier de vache, très-pauvre comparativement aux autres.

L'embarras du fermier est bien grand, il faut le reconnaître ; il consomme toutes ses pailles, et par conséquent il ne peut avoir plus de bestiaux qu'il n'en a, car la vente des pailles est une exception.

Comment sortir d'embarras ?

Des barbares, les Chinois, qui ont une population cinq fois plus considérable que celle de la France, et qui sont obligés de produire beaucoup plus que nous, nous ont donné un exemple digne de remarque.

En Chine, toutes les matières fécales de l'homme sont réservées avec soin pour l'horticulture et l'agriculture.

Quiconque les laisse perdre ou les gaspille, est puni de la bastonnade.

On comprend que le salut public dépend de la conservation de cet engrais.

Mais qu'avons-nous besoin d'aller si loin ? Nos voisins du département du Nord font des récoltes doubles, et même triples des nôtres.

A quoi cela tient-il ?

A ce qu'ils recueillent, conservent et emploient avec un soin minutieux toutes les matières fécales humaines que produit leur département.

Maintenant établissons le bilan du propriétaire et du fermier, d'après le plan que je propose.

Le propriétaire de la ville retirerait de sa fosse 15 fr. par an, somme suffisante pour payer sa concession d'eau, l'entretien de sa fosse et la désinfection constante des matières qu'elles contiennent. Il aurait ainsi rempli sans bourse délier toutes les conditions exigées pour avoir une maison tout-à-fait salubre.

Quant au fermier, l'engrais qu'il payerait fr. 10 les 1,000 kilog., lui reviendrait à fr. 20, y compris l'extraction et le transport. Il faut 6,000 kilog. par hectare, soit fr. 120.

La première année, il ne récolterait pas 36 hectolitres par hectare, parce que sa terre ne serait pas encore en état, mais il récolterait au moins 10 hectolitres de plus qu'aujourd'hui, soit un produit de fr. 250, contre une dépense de fr. 120. La récolte étant plus forte, il aura plus de paille, et partant plus de bestiaux. Plus il approchera du chiffre de 36 hectolitres par hectare, ce à quoi il arrivera sans contredit, plus tôt il pourra doubler, tripler et quadrupler sa quantité de bestiaux, qui alors lui donneront du bénéfice au lieu de perte.

Amiens produit par an dix-sept millions de kilogrammes de matières fécales, qui, à 6,000 kilog. par hectare suffisent, pour entretenir en grand état de culture, soit fumure entière la première année, et demi-fumure les deux années suivantes, une quantité de 6,000 hectares ou 15,000 journaux.

En trois ans, le fermier aura dépensé fr. 340 de fumure par hectare ; mais calculez l'augmentation de récolte qu'il aurait obtenue.

Si Amiens adoptait ce système et si le département tout entier l'imitait, il produirait 200,000,000 de kilog. de matières fécales, de quoi entretenir en grand état de culture 36,000 hectares ou 90,000 journaux !

Mais alors, dira-t-on, le blé tomberait à fr. 15 l'hectolitre. Le grand mal : s'il revenait à fr. 8, le fermier gagnerait fr. 7 par hectolitre, tandis qu'il n'a rien gagné, aussi longtemps que le blé s'est maintenu de fr. 16 à 18. Aujourd'hui que le blé est à fr. 25 l'hectolitre, il gagne bien les fr. 7, mais sur 14 hectolitres par hectare, tandis qu'il les gagnerait sur 36.

On a attaqué le système de M. Georges Ville, en prétendant que son application ferait disparaître les bestiaux, puisqu'on n'emploierait que les engrais chimiques.

On s'est grandement trompé, car tel n'a pas été l'opinion de ce savant ; il sait trop bien quel grand rôle les bestiaux jouent et sont appelés à jouer dans l'agriculture.

Il a eu le tort de ne pas démontrer que les engrais chimiques qu'il propose viennent seulement combler le vide immense laissé à l'agriculture par la petite quantité d'engrais qu'elle produit.

Il y a encore un obstacle à l'application du système de M. Ville : c'est la mise de fonds qu'il exige immédiatement. Or la généralité de nos fermiers ne peut faire cette avance, car avec la législation qui les régit, on ne peut leur faire de crédit.

Mon système n'exige presque pas d'avances. Admettant qu'un fermier qui cultive 40 hectares traite pour 60,000 kilogr. de matières fécales par année, il n'aura à débourser que 600 fr. pour le paiement ; le surplus de la dépense consistant en extraction et surtout en transports, il pourra effectuer ces transports lorsque les chevaux ne seront pas occupés, ce qui lui allégera ses frais et diminuera d'autant sa mise dehors.

Je me suis attaché à démontrer dans mon écrit qu'il fallait donner de l'eau à Amiens dans les rues, dans les égouts, dans les maisons, et que l'on devait chercher des sources susceptibles d'arriver par l'effet de leur pente naturelle. Ce sujet a été l'objet de divers articles de M. J. Mancel qui ont paru depuis quelque temps dans le *Journal d'Amiens*. Ainsi, dans le numéro du 31 juillet dernier, il proposait de capter les sources qui forment le ruisseau Saint-Cyr au Pont-de-Metz. Cette eau, qui a été analysée par des hommes compétents, a été reconnue être d'excellente qualité. Son produit est de 50 litres à la seconde ; son altitude correspond au bas du marché aux Herbes ; ce qui ne permettrait que de la répandre dans tous les quartiers qui bordent la Somme et ses dérivations.

Plus récemment encore, il a démontré dans le même journal la possibilité d'amener sur les hauteurs qui dominent Amiens les belles eaux qui sourdent au pied de la haute-falaise crayeuse bordant la vallée des Evoissons entre Famechon et Contre. D'après lui, ces diverses sources réunies entre elles présentent un débit de plus de 350 litres à la seconde. En se basant sur les travaux géodésiques des officiers de l'état-major et sur la carte du dépôt de la guerre, il établit de la manière suivante les diverses altitudes des eaux qu'il suppose susceptibles d'être dérivées sur Amiens.

Les sources qu'on rencontre à chaque pas dans le village de Famechon et qui courent le long de la rue sont à 77 mètres au-dessus du niveau de la mer. Le ruisseau du petit Evoisson commence à cette altitude et peut être capté à 74 mètres; celle de la source de Contre peut être appréciée à 68 mètres.

Maintenant voici les diverses altitudes au-dessus de la mer des points où l'on peut amener le produit de ces sources pour l'usage d'Amiens :

Le cabaret au haut, à droite de la côte du faubourg de Beauvais, est à 62 mètres.

Le radier du petit réservoir est à 58 mètres.

Celui du grand réservoir, qui peut donner de l'eau aux neuf-dixièmes de la ville, est à 13 mètres 26 en contre-bas du second.

Dans de pareilles conditions, il serait donc possible d'amener dans la ville, par l'effet de leur pente naturelle, des eaux d'une excellente provenance et susceptibles, par leur abondance, de répondre aux besoins du présent et de l'avenir de la cité.

H. DuRoselle.

Je crois devoir ajouter maintenant que j'ai pris la détermination de publier de ce qui intéresse la salubrité de la ville d'Amiens après la lecture de l'un des numéros du *Journal d'Amiens* qui traitait ce sujet. Celui du 1er décembre dernier rapporte une conversation de M. J. Mancel avec l'une de nos sommités médicales, membre du Conseil de salubrité. Je suis persuadé que si l'on veut faire à Amiens ce qu'on a fait à Boves, faire circuler de l'eau en abondance partout, on obtiendra les mêmes résultats ; je reproduis donc la lettre adressée par M. Mancel au *Journal d'Amiens*.

Monsieur le Directeur,

Les observations que vous avez présentées à deux reprises différentes sur nos égouts donnent un véritable caractère d'à-propos à une conversation que j'ai eue dernièrement au Cercle, en présence de plusieurs personnes, avec l'une des notabilités de notre corps médical. Nous parlions de la salubrité de notre ville, et j'émettais la pensée que nos égouts exerçaient la plus fâcheuse influence sur son état sanitaire. Comme pour démontrer cette proposition les faits valent mieux que les meilleures raisons, je lui rappelais, à l'appui de mon opinion, quelques circonstances connues de lui. Permettez-moi, Monsieur le Directeur, de rapporter purement et simplement l'exposé que je lui fis. Le préambule s'éloigne un peu de mon sujet, mais on verra qu'il n'est pas inutile à la démonstration que je veux faire.

« Vous rappelez-vous, Docteur, lui disais-je, une séance du Conseil d'hygiène, où l'on eut à s'occuper d'une réclamation de la commune de Villers-Bretonneux ; — c'était en 1852. Les fièvres typhoïdes y étaient à l'état endémique. Un rapport aussi succinct que substantiel du médecin de la localité posait au Conseil la question de savoir si l'habitude prise, par les industriels de Villers, de laisser se répandre dans les rues, les cours et les mares du village, les eaux savonneuses sortant des peigneries de laine, n'y était pas la cause de ces maladies ?

« M. le Préfet qui présidait la séance ne parut pas d'abord attacher une grande importance à cette observation, et passait à une autre affaire lorsqu'un membre du Conseil fit remarquer qu'il existait entre l'état sanitaire de Villers et celui de Boves des rapports susceptibles, selon lui, de fixer l'attention de ses collègues. En effet, Boves était alors l'une des communes les plus éprouvées de nos alentours ; non-seulement elle était cruellement atteinte dans toutes les épidémies, mais les fièvres typhoïdes y étaient endémiques, et d'après ce qui se manifestait à Villers il était permis de se demander si Boves, qui se trouvait sous le rapport des eaux savonneuses dans des conditions analogues à celles de Villers, ne devait pas attribuer à la même cause les influences pernicieuses qui affectaient sa population.

« L'éminent M. Barbier se rangea à cette opinion et conclut à la prise en considération de la demande de Villers. Une Commission choisie dans le sein du Conseil se rendit sur les lieux avec M. le Préfet. On sait qu'en pareille matière M. de Tanlay n'y allait pas de main morte. Les eaux savonneuses furent, en rien de temps, rejetées dans des carrières éloignées des habitations, et la santé publique s'améliora aussitôt. A Boves, il fit opérer le dessèchement de la commune, en abaissant le point d'eau d'environ 60 centimètres. Ultérieurement, l'un de ses successeurs, M. Sencier, compléta la mesure en prenant un arrêté qui obligeait les blanchisseurs à diriger sur les cours d'eau le produit des lessives, que l'on continuait à répandre sur les fumiers des cours ou à perdre dans de vieilles entailles. On sait ce qu'il advint de la mise à exécution par le Syndicat de cet arrêté; Boves est maintenant l'une des communes les plus saines de nos environs, et le dernier choléra n'a fait que l'effleurer ?

« Eh bien ! notre ville d'Amiens se trouve, sous le rapport de son état sanitaire, exactement dans la même situation où étaient Villers et Boves à l'époque dont je vous parle ; nous sommes soumis aux mêmes influences. Seulement, au lieu de se répandre dans nos ruisseaux, nos fosses à fumier ou nos mares, les eaux savonneuses s'amassent dans certaines parties des égouts et y produisent des effets tout aussi délétères que dans ces deux localités.

« Je n'ai pas à insister aujourd'hui sur les ravages que le choléra a exercés à Amiens pendant la durée de l'épidémie ; mais, ce qui me préoccupe plus particulièrement, c'est que, dès le mois de novembre de l'an dernier, il était chez nous à l'état latent ; c'est qu'il persiste à y demeurer. Remarquez encore que depuis des années nous avons continuellement des fièvres muqueuses et typhoïdes. Toutes ces maladies sont les effets du milieu dans lequel nous vivons, et je l'attribue à la mauvaise disposition de nos égouts.

« Effectivement nos aqueducs, dans la traversée de la ville et même dans certaines parties des faubourgs, ont été établis sur un sol remblayé. Le plancher de ces exutoires s'est affaissé dans maints endroits. C'est à ce point que la ville a continuellement des ouvriers occupés à enlever les matières qui s'amassent dans les dépressions de leur aire. L'eau séjourne constamment dans ces bas-fonds ; et si l'on considère que le produit des lessives s'y confond journellement avec les eaux ménagères et les autres déjections provenant des maisons, il est facile d'apprécier l'action dissolvante que le savon doit exercer sur les matières végétales et animales avec lesquelles il se trouve en contact. Aussi les bouches de nos aqueducs sont-elles généralement infectées.

« Dans l'égout de ceinture, on a adopté une disposition particulière qui est encore plus pernicieuse peut-être ; ce sont les cuvettes placées au-dessous de chaque bouche. On l'a fait dans d'excellentes intentions pour empêcher les graviers provenant des chemins d'aller encombrer la rivière de Selle. Pour mon compte, j'accepte volontiers ma part de responsabilité d'une mesure que j'ai contribué à faire adopter, et qui a parfaitement rempli le but que nous voulions atteindre ; mais nous avons fait une chose évidemment contraire à la salubrité publique. Les lessives se mélangent dans les cuvettes aux purins des étables et aux eaux ménagères ; ce qui doit être extrêmement dangereux.

« Vous remarquerez que lors du premier choléra nous n'avions pas d'égouts, et que la santé publique était généralement meilleure dans notre ville à cette époque qu'aujourd'hui. Dans ces conditions, je pense qu'au lieu de faire un procès à nos rivières, que je considère, au contraire, comme des agents fort actifs de salubrité, surtout depuis qu'elles sont entretenues par le service des ponts-et-chaussées, on ferait beaucoup mieux de s'occuper de l'état de nos égouts. Voici ce que je conseille d'y faire : Il convient d'abord de modifier la forme de leur plancher ; elle est plate, il faut la faire concave. On doit autant que possible donner à ces conduits la forme d'un œuf, et il importe de profiter du remaniement de leur aire pour assurer à tous une pente régulière, en faisant disparaître les cuvettes et les bas-fonds. Ce n'est pas une bien grande affaire, et je crois que si l'on veut ensuite compléter la mesure en y répandant de l'eau à flots, l'état sanitaire d'Amiens ne laissera plus rien à désirer.

« Qu'on y songe bien : il s'agit d'abord pour nombre

d'entre nous de la conservation de la vie, et pour notre cité d'une question de prospérité ou de décadence.

« Voulez-vous qu'Amiens suive la voie de progrès et de développements dans laquelle il est si résolûment entré ? Rendez-lui la santé. Hors de là, c'est la dépopulation et la ruine. Je puis à ce sujet vous citer un fait qui porte son enseignement : « Une forte maison de Paris était tombée d'accord pour louer une des plus importantes usines de Saleux, où elle voulait importer une industrie nouvelle ; le choléra l'a fait renoncer à ses projets. »

Le docteur m'écouta avec la plus grande attention, en me donnant plusieurs fois des signes d'assentiment. « Pensez-vous, lui dis-je en finissant, qu'il y aurait de l'inconvénient à publier ce que vous venez d'entendre ?

— Pas le moins du monde, fit-il. »

En parlant de nos égouts, mon cher Directeur, vous avez mis le doigt sur notre plaie ; je crois que je la découvre.

Recevez l'assurance de mes sentiments dévoués.

J. MARCEL.

Amiens. Imp. T. JEUNET, rue des Capucins, 47.

www.ingramcontent.com/pod-product-compliance
Lightning Source LLC
Chambersburg PA
CBHW071409200326
41520CB00014B/3352
9782011320643